大人の自閉症スペクトラムのための
コミュニケーション・トレーニング・ワークブック

監修
加藤 進昌

プログラム作成・編集
横井 英樹　　五十嵐 美紀

編集
小峰 洋子　　内田 侑里香　　月間 紗也

星 和 書 店

Seiwa Shoten Publishers

2-5 Kamitakaido 1-Chome
Suginamiku Tokyo 168-0074, Japan

Communication Skills Training Manual for Adult with Autism Spectrum Disorders
workbook

by
Nobumasa Kato
Hideki Yokoi
Miki Igarashi
Yoko Komine
Yurika Uchida
Saya Tsukima

Copyright © 2017 by Seiwa Shoten Publishers, Tokyo

はじめに

　このワークブックは自閉症スペクトラムの診断を受けている方がコミュニケーションを学び、自己理解を深めるための冊子です。厚生労働省障害者総合福祉推進事業を受託し、作成しました。

　これから行われるプログラムの際、持参してください。

　コミュニケーションは少しの工夫と練習により、上達することが可能です。また自己理解を深めることにより、生活がしやすくなります。このワークブックを上手に活用し、他の参加者の皆さんと一緒に楽しみながら学習してください。

　このワークブックが少しでも皆さんの力になれることを願っています。

平成 29 年 2 月
昭和大学発達障害医療研究所

目　次

はじめに …………………………………………………………………………… iii
出席表 ……………………………………………………………………………… vi

プログラム

第 1 回　オリエンテーション・自己紹介 ……………………………………………　1
第 2 回　コミュニケーションについて ………………………………………………　3
第 3 回　あいさつをする／会話を始める ……………………………………………　7
第 4 回　障害理解／発達障害とは？ …………………………………………………　11
第 5 回　会話を続ける …………………………………………………………………　15
第 6 回　会話を終える …………………………………………………………………　19
第 7 回　ピア・サポート① ……………………………………………………………　23
第 8 回　表情訓練／相手の気持ちを考える …………………………………………　27
第 9 回　感情のコントロール①（不安） ……………………………………………　31
第 10 回　感情のコントロール②（怒り） ……………………………………………　35
第 11 回　上手に頼む／断る ……………………………………………………………　39
第 12 回　社会資源を活用する …………………………………………………………　45
第 13 回　相手への気遣い ………………………………………………………………　49
第 14 回　アサーション（非難や苦情への対応） ……………………………………　53
第 15 回　ストレスについて ……………………………………………………………　57
第 16 回　ピア・サポート② ……………………………………………………………　61

第 17 回　自分の特徴を伝える①　……………………………………………………… 65
第 18 回　自分の特徴を伝える②　……………………………………………………… 69
第 19 回　相手をほめる　………………………………………………………………… 73
第 20 回　振り返り／卒業式　…………………………………………………………… 77

付　録

付録 1　第 7 回　ピア・サポート①　………………………………………………… 82

出 席 表

	出席シール	宿　題
第1回 　　月　　日		
第2回 　　月　　日		
第3回 　　月　　日		
第4回 　　月　　日		
第5回 　　月　　日		
第6回 　　月　　日		
第7回 　　月　　日		
第8回 　　月　　日		
第9回 　　月　　日		
第10回 　　月　　日		

出　席　表

	出席シール	宿　題
第 11 回 　　月　　日		
第 12 回 　　月　　日		
第 13 回 　　月　　日		
第 14 回 　　月　　日		
第 15 回 　　月　　日		
第 16 回 　　月　　日		
第 17 回 　　月　　日		
第 18 回 　　月　　日		
第 19 回 　　月　　日		
第 20 回 　　月　　日		

第1回　プログラム

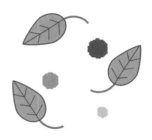

オリエンテーション・自己紹介

オリエンテーション・自己紹介

　プログラムの第 1 回目です。これから行われるプログラムについてのオリエンテーションを行います。また、プログラムの中で一緒に過ごす仲間になるので、自己紹介をしていきたいと思います。

1. プログラムの目的
　　①お互いの思いや悩みを共有する
　　②新しいスキルを習得する
　　③自己理解を深める
　　④より自分自身に合った「処世術」を身につける
　　⑤仲間と新たな体験をする

2. プログラム中のルール
　　①積極的に発言をしましょう
　　②グループ内で話し合ったことは、口外しないようにしましょう
　　③席を立つときは、一言声をかけるようにしましょう
　　④相手の意見を否定しないようにしましょう
　　⑤相手の話が終わってから、自分の話をしましょう

3. 自己紹介
　　自己紹介をするとき、どんなことを伝えますか？
　　・名前
　　・趣味
　　・
　　・
　　・

4. お互いを知るためのグループワーク
　　・ミニゲーム
　　・ディスカッション

　これからよろしくお願いします。

第2回　プログラム

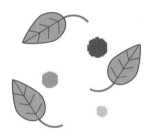

コミュニケーションについて

コミュニケーションについて

> これからプログラムにおいて「コミュニケーション」という言葉が何回も使われます。「コミュニケーションとは何？」と尋ねられたらみなさんは何と答えますか？
> 考えてみると説明するのは意外と難しく、幅広い概念だと気づかされます。今回はコミュニケーションについて考えてみましょう。

1. すべての行動はコミュニケーションである

コミュニケーションとは「人と人の間（相互作用している状況）での情報・メッセージのやり取り」ということができます。そのような状況の中で何の行動もしない、コミュニケーションをしないことができるでしょうか？

（1）学生のAくんと、幼なじみのB子さんの例を見てみましょう

例1）朝、学校で
B子さん：Aくん、おはよう
Aくん　：……（無言。あいさつには気づいていたが、家で母親とけんかをしてイライラしていた）

―昼休み―

イライラが続いていたAくんは昼食後、友人とはしゃべらず自分の席に座って目を閉じていた。B子さんは心配になっていたが、なんとなくAくんに声をかけづらかったので、そっとしておいた。

ここでAくんとB子さんの間には何らかのやり取りがあったと言えるのでしょうか？　小グループで話し合ってみましょう。朝の場面、昼休みの場面それぞれについて考えてみましょう。

-
-
-
-
-

(2) 解説
　Aくんの朝の行動は、「あいさつを返さなかった」と捉えることができますが、「無言のメッセージを返した」と考えることもできます。昼休みは、B子さんがAくんの様子を見て声をかけませんでした。二人の間に言語的な（言葉による）会話が交わされていなくても、活発な討論と同じように多くの情報がやり取りされています。

　コミュニケーションは、ただ意図的に意識してお互いに理解し合ったときにだけ成立するというものではなく、自分が意識していないときにも他者との間で成立している可能性があります。あらゆる言動が何らかのメッセージ（情報）になります。つまり、人はたとえ言葉を発していなくても、他者の前で「コミュニケーションを取らないでいることはできない」と考えることができます。

2. 言語的コミュニケーション：会話や言葉を使ったコミュニケーション
　CくんとD子さんの2つのやりとりを見てみましょう。

例2)
D子さん：ねえCくん、申し訳ないけど明日のゼミの準備手伝ってもらえないかな？
Cくん　：え、そんなのいやだよ。

　いつもCくんを手伝っているD子さんは、少し悲しい気持ちになりました。

例3)
D子さん：ねえCくん、申し訳ないけど明日のゼミの準備手伝ってもらえないかな？
Cくん　：そうか、明日は担当で大変だね。悪いけど、これから用事があるから今日は手伝えないよ。ごめんね。
D子さん：こっちこそ、無理言ってごめんなさい。他の人に頼んでみるね、ありがとう。

　例2)と例3)では、Cくんの返事に違いがあります。D子さんの立場で考えたときの、印象や感じ方の違いにはどんなものがありますか？ 小グループで話し合ってみましょう。

・
・
・
・
・

3. 非言語的コミュニケーション：言葉以外でのコミュニケーション

①非言語的コミュニケーションとは？

言葉による情報以外にも、人は情報やメッセージを発しています。これらのやり取りを非言語的コミュニケーションと言います（表2-1）。

表2-1 非言語的コミュニケーション

1. 顔の表情
2. 声（高さ、大きさ、テンポ）
3. 動作、しぐさ
4. 目の動き
5. 姿勢
6. 相手との距離
7. 服装

②考えよう！

下の図（イラスト1, 2）を使って考えてみましょう。イラストなので言語的コミュニケーションはできませんが、どのような非言語的メッセージを受け取れるでしょうか？ 小グループに分かれ、考えてみましょう。

イラスト1
・何をしているところ？：
・その他：

イラスト2
・何をしているところ？：
・その他：

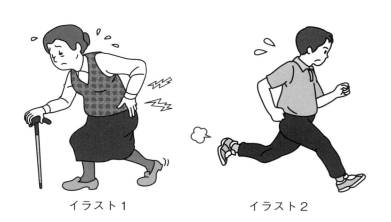

イラスト1　　　　イラスト2

4. まとめ

相手や自分がどんなメッセージを発しているか考えることは大切なことです。一方で常に非言語的コミュニケーションを意識することは難しく、意識し過ぎることで人を避けることにもつながりかねません。この状況を補うものとして言語的コミュニケーションが必要となります。

以降は言語的コミュニケーションとその工夫について話し合っていきます。

第3回　プログラム

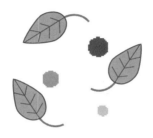

あいさつをする／会話を始める

あいさつをする

> あいさつはとても大切です。人間関係を築くために欠かせないと言えるでしょう。
> あいさつがうまくできないと、「無愛想な人だ」「常識がない人だ」と思われ、関係が悪くなります。一方、あいさつが上手にできると、相手に「社交的な人だ」「感じのいい人だ」という印象を与え、人間関係がよくなります。さらに自分からあいさつをすると好印象です。
> 今回は、コミュニケーションの基本である「あいさつ」について考えます。問題なくできるという方も、改めてあいさつを見直すきっかけにしてください。あいさつを積極的にできるようになりましょう。

1. あいさついろいろ

あいさつには、「おはようございます」「こんにちは」「こんばんは」「お疲れ様です」などがあります。「お疲れ様です」は、一般的には仕事場などで使われます。

ところで、あいさつをどう使い分けていますか？ あいさつの目安としては、朝起きてから午前11時頃までは「おはようございます」、お昼をはさんで午後5時頃までは「こんにちは」、その後が「こんばんは」というのが一般的です。ただ、夏場は7時くらいまで明るいので、暗くなったら「こんばんは」とするのがよいでしょう。

2.「上手なあいさつ」のためのヒント／「SST」とは？

SSTは認知行動療法の1つであり、生活技能訓練とも呼ばれています。生活しやすいように、会話や考え方を工夫するための方法として用いられます。SSTでは「6つのスキル」が大切だと考えられています。この中には「あいさつ」をするときにも有効なものが含まれています（表3-1の☑）。この中から1つ選び、そのスキルを特に意識して、あいさつの練習をしてみましょう。

表3-1　6つの基本スキル

| ☑ 1. 視線を合わせる |
| 2. 手を使って表現する |
| 3. 身を乗り出して話す |
| ☑ 4. 明るい表情 |
| ☑ 5. はっきりと大きな声 |
| 6. 適切な内容 |

3. やってみよう！

あいさつの練習（ロールプレイ）：1回目は感情を込めず無表情に、2回目はチェックした項目を使って練習してみましょう！！

4. 応用　～あいさつ＋α～

あいさつに一言つけ加えることで、さらに印象よく相手に受け入れられる効果があります。例えば、前日に食事をご馳走になったときは、翌日「おはようございます。昨日はごちそうさまでした」などと伝えるのがよいでしょう。できる人はやってみましょう。

5. まとめ

あいさつを積極的にしましょう。次は、会話を始めることについて考えていきましょう。

第3回 プログラム　9

会話を始める

> 相手とよい関係を築くためにはあいさつは必須です。しかし、あいさつの後の会話が難しいという方も多いのではないでしょうか。後半はあいさつから一歩進めて会話を始めることについて考えます。みなさんが会話を始めるのはどんなときですか？ また、話しかける際どんなことに気を付けていますか？

1. 考えよう　～会話を始める場面とは？～

会話を始める、自分から話しかけるときはどんなときでしょう？

話す必要がある場面	自分から話したいことがある場面
・仕事でわからないことがあるので、確認したい。 ・ ・ ・	・趣味の話や自分の関心事を聞いて欲しい。 ・ ・ ・

2. 考えよう　～ケーススタディ～

> 　Aさんは○○商事で働いています。自分の机に戻ると、見覚えのない書類が置いてありました。ちょうど上司の姿を見つけたので、すぐに駆け寄り「これはどうすればよいですか？」と聞きました。すると電卓を使っていた上司は、「いま話しかけないでくれないかな！」と怒った口調で話し、取り合ってくれませんでした。
> 　Aさんは以前上司から「困ったら相談するように」と言われていたので相談したのですが、どうして上司が怒りだしたのか、何がいけなかったのか考え込んでしまいました。

Q　上司はなぜ怒ってしまったのでしょう？ 皆さんがAさんの立場ならどのような対応をしますか？

・
・
・

3. 会話を始めるときのスキル

> (1) あいさつをする
> (2) 相手の状況を確認する
>   「今、少しお時間よろしいですか？」「今、お忙しいですか？」
> (3) OK だったら「話し始める」
>   NG だったら「引き下がる」：「また後にします」「いつ頃ご都合がよろしいですか？」

ポイントは（2）の「相手の状況を確認する」です。相手の状況を確認すると、どんなメリットがあるでしょう？

-
-
-
-

4. やってみよう！（ロールプレイ）
3人一組になり、練習をしてみましょう。役割を決め、場面を共有したのちに練習しましょう。

＜場面例＞
- スタッフに相談したいが、受付で下を向いて何かをしている様子なので、話しかけてよいものかわからない。
- 上司に机の上にある書類について聞きたい。
- 昨夜のテレビの話をしたい。
-
-

5. まとめ
「あいさつをする」「会話を始める」ことは基本的なことですが、人間関係を構築する上で、とても重要なことです。

相手の状況を見極めることはどんな場面においても必要です。相手の状況を確認することで、相手を気遣っているというメッセージが伝わります。

グループ内でも積極的にあいさつと会話をしてみましょう。

第4回 プログラム

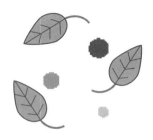

障害理解／発達障害とは？

障害理解

> 生活しやすくするためには、自分の特徴をよく理解すること、周囲の理解や工夫が大切です。では、自分の何を理解すればいいのでしょう？
> 今日は一般的に言われる障害特徴について理解を深め、自分の特徴についても自己理解を深めましょう。

1. 発達障害とは？

発達障害は、脳機能の発達が関係する生まれつきの障害で、自閉症スペクトラム障害（自閉スペクトラム症）、注意欠如多動性障害、学習障害などがあります。

自閉症スペクトラム障害（Autism Spectrum Disorder）の有病率は1％超とされています。

DSM-Ⅳ、DSM-5（アメリカ精神医学会）、ICD-10（WHO）の診断名が混在して使用されることが多く、知的に遅れがない群に対して高機能自閉症（High-Functioning Autism：HFA）、高機能広汎性発達障害（HF-PDD）などと表現されることもあります（表4-1）。

表4-1　診断名と特徴の比較

広汎性発達障害 （PDD）	自閉症	高機能自閉症	アスペルガー障害	特定不能の広汎性発達障害
社会性の障害	○	○	○	△
興味や行動の常同性	○	○	○	△
言葉の遅れ	○	○	×	×
知的発達の遅れ	○	×	×	×

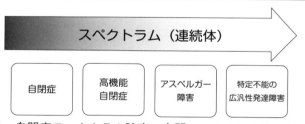

図4-1　自閉症スペクトラム障害、自閉スペクトラム症［DSM-5］
（ASD：Autism Spectrum Disorder）

2. ASDの特徴

①**社会的コミュニケーションと相互関係における持続的な障害**：一方的、独特な言葉遣い、文脈（話の流れや筋道）の理解がしづらさ、他者の感情や場の雰囲気を理解し、適切な行動や態度を取ることが苦手

例）・字義通りにしか他者の発言を理解できない
　　・意識せずに失礼なことを言ってしまう（相手がどう感じるか理解しにくい）
　　・視線が合いにくく、表情が乏しい
　　・相手の表情や声のトーンから感情を読み取ることや、自分の感情を認識することが苦手

②**限定した興味と反復行動**：こだわりが強く、些細な変化が苦手
　例）・予想外の事態で混乱してしまう
　　　・自分なりのルールや、やり方に固執してしまう
　　　・博物的な知識などの習得に没頭しやすい
　　　・生活習慣を変えられない
③**その他の特徴的な症状**
　例）・感覚の過敏・鈍麻：音、光、匂い、味、皮膚感覚
　　　・協調運動の障害：不器用、歩行や姿勢がぎこちない、球技が苦手
　　　・情報処理能力の偏り：視覚情報の処理が得意／細部にとらわれる／複数の情報を同時に処理できない
　　　・実行（遂行）機能：計画立案や実行が困難（見通しを立てにくい）／仕事などで適切な優先順位をつけられない
　　　・記憶の想起：過去の嫌な経験が想起されやすい、自分の意志で想起を止めることが難しい

3. 二次的な障害
　①心理面：自尊心の低下・不安感・対人恐怖・意欲の低下
　②行動面：ひきこもり・暴力・不登校
　③合併症：うつ病・双極性障害・PTSD（外傷後ストレス障害）・強迫性障害・睡眠障害

4. 成人の発達障害の治療とリハビリテーション
　①根本的な治療は研究段階
　②薬物治療：主として二次的な症状
　③精神療法（カウンセリング）
　④集団療法（デイケアなど）：
　　　障害特徴の理解、コミュニケーションスキル、社会性、ストレスや二次障害の対処法等を取り扱い、知識の習得や新たな体験をすることで、社会で生活しやすくなることを目標としています。また、自分と似たような特徴をもつ仲間と出会い、趣味や悩みを共有できる場でもあります。

5. 発達障害はその人の一部
　発達障害はあくまでもその人の一部に過ぎません。発達障害の影響を受けていない部分に目を向けることも重要です。
　発達障害は「能力のバラつき」「発達凸凹」とも言われます。確かに苦手なこともありますが、得意とすることもあります。
　生活をしやすくするために、苦手なことだけではなく、得意なことも含め、自己理解を深めることが大切です。

発達障害とは？

●ディスカッションの目的
　グループのメンバーと気持ちや困っていることを話し合います。話し合いを通し、分かち合うことや、生活しやすくなるヒントを見つけることを目的としています。

　今日のテーマ：「自分にとって発達障害とは？」
　「発達障害」は皆さんにとってどんな存在ですか？
　こんなことで困っている／受診のきっかけ／診断されたときの心境／プラスまたはマイナスの存在？　どう付き合っていこうと思っている？　どんなことを書いて頂いても構いません。

1. あなたにとって「発達障害」とはどんな存在ですか？(絵でも図でもOK)

2. みんなの意見で参考になったことをメモしてみましょう

第5回　プログラム

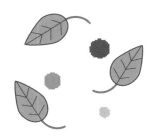

会話を続ける

会話を続ける

今回は積極的に「会話を続ける」方法について考えます。
友人と仲良くしたいと思うときや、仕事で相手との関係を壊さないようにするときなど、他者との関係をうまく維持するためには良いコミュニケーションを取ることが必要です。そのためには、会話をうまく続けることが大切です。
会話を続ける方法として、「開かれた質問」「自己開示」について考えていきましょう。

開かれた質問

1. 考えよう　〜親子の会話〜

今から親子の会話を2つ紹介します。皆さんが感じたこと、気づいたことを教えてください。

＜A＞
親：今日は学校面白かった？
子：うん。
親：体育の授業では鉄棒したの？
子：うん。
親：上手くできたの？
子：うん。
親：じゃあ算数のテストはできたの？
子：うん。

＜B＞
親：今日は学校どうだった？
子：別にどうってことないけど……。
親：でも元気ないみたいだけど、何かあったの？
子：今日さー、同じクラスのマー君とケンカしちゃった。
親：どうしたの？
子：わざとじゃなかったんだけど、マー君の本を汚しちゃって……。

＜感じたこと＞
・Aのやりとりについて

・Bのやりとりについて

・皆さんが親の立場だったら、どのような聞き方をしますか

2. 「開かれた質問（Open question）」とは？

　質問には「開かれた質問」「閉じた質問」の2つに大きく分けて考えることができます。「音楽は好きですか？」「お昼ご飯は食べましたか？」のように「はい」「いいえ」で答えられる質問は「閉じた質問」といい、会話の発展性に乏しい聞き方です。「開かれた質問」とは、聞かれたことに対して「はい」「いいえ」では答えられない質問のことです。「開かれた質問」を使うと会話が続きやすくなり、相手は「自分の話に関心をもってくれている」とか「嬉しい」と感じます。また、話を引き出すことができ、相手をもっと知ることができます。「開かれた質問」は会話を続けるため、聞き上手になるための大切なスキルです。

　☆開かれた質問は英語の疑問文で使われる5W1Hを使ってうまく作ることができます。

表5-1　開かれた質問をうまく作ってみよう

5W1H		具体例
When	いつ	いつ行ったのですか？／いつの話ですか？
Where	どこ	どこに行ったのですか？／どこにあるのですか？
Who	だれ	だれと行ったのですか？
What	なに	何をしたのですか？／何をするのが好きですか？
（Why）	（なぜ）	（なぜですか？／どうしてそれを選んだのですか？）
How	どのように	どのように行ったのですか？

注意点：「なぜ（Why）？」を使った質問は、相手が答えにくくなる場合があります。例えば、「なぜ、犬が好きなのですか？（答え：だって、好きなんだもん）」「どうして旅行に行くの？」など、特に理由もなく「なんとなく」ということに対しては聞かれても困ってしまうことや、詰問調になってしまうことがあるので、慣れないうちはあまり使わないほうが無難です。

3. 考えよう

　「昨日買い物に行ったんだ」と話してきた相手に対してはどのような「開かれた質問」ができますか？

```
・
・
・
・
```

　話題に困ったときに開かれた質問をすると会話が続く場合があります。また、相手から話を引き出すことで楽に会話ができる場合もあります。上手に開かれた質問を使い、会話に対する苦手意識を減らしましょう。

自己開示

4. 自己開示とは？

「自己開示」とは自分の情報を伝えるスキルです。

自己開示された人（聞き手）はその内容に応じて同程度の内容の自己開示を返しやすくなるとも言われています（自己開示の返報性）。このことによって相手との関係がより深まると考えることができます。しかし、初対面の人に深刻な相談をすると、相手を驚かせたり、困らせてしまったりするかもしれません。そのため、相手との関係性によって自己開示の程度を変える必要があります。適切な自己開示について考えていきましょう。

5. 自己開示の程度

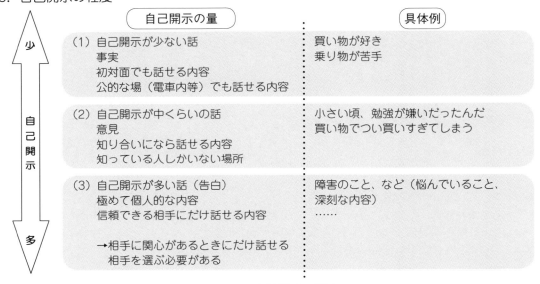

図 5-1　自己開示の程度

6. やってみよう！（ロールプレイ）

開かれた質問と、自己開示をしてみましょう！

「休日は何をして過ごすのですか？」「趣味は何ですか？」などの開かれた質問の後に自己開示をして、会話を続けてみましょう。

7. まとめ

今回は会話を続けるためのスキルとして、「開かれた質問」「自己開示」について考えました。開かれた質問を使うと相手は話しやすくなります。自己開示を使うと相手は嬉しく感じます。この2つのスキルを組み合わせて、会話への苦手意識をなくしましょう。

第6回　プログラム

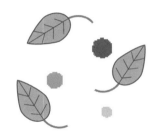

会話を終える

会話を終える

> 相手と話をしているとき、時間切れになったり、話に行き詰まったりしたときには、会話を終わらせることが必要です。相手に遠慮して切り出せずに話を続けていると、自分の予定がくずれてしまったり、話に意識が向いていないことが相手に伝わったりと、相手との関係が悪くなる可能性があります。また「時間がないので」とだけストレートに伝えてしまうと、相手は「私と話すのが嫌なのかな？」と思い、悪い印象を持たれてしまうかもしれません。
> 上手に会話を終えることができるようになりましょう。

1. CESとは？

CESとはCommunication Enhancement Sessionの略で、ASDを持つ方がコミュニケーションを学ぶために開発された技法です（東京都立精神保健福祉センターにて開発）。

【場面】

Aさんは、バイト先で仕事が終わって帰ろうとしています。そのときバイト仲間であるBさんが話しかけてきました。しかし、Aさんはこのあと別の人との約束があり、あまりゆっくりできません。

Bさん：Aさん、聞いてよ〜。お客さんに怒られちゃった。私としては、よかれと思ってやったんだよ。もういやになっちゃうよ〜。

Aさん：（どのようなセリフがよいでしょう？）

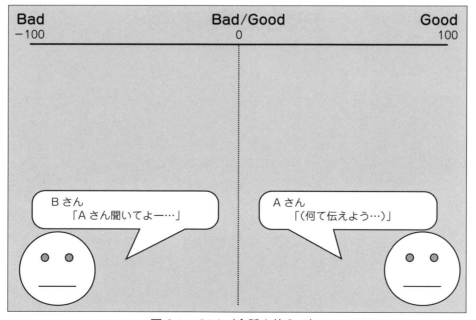

図 6-1 CES（会話を終える）

2.「会話を終える」スキル

> （1）相手の話の区切りがいいところまで待ち、その話を**受け止める**。
> 　　「そうなんだ～」「へえ、～だったんだね」
>
> （2）一言断りを入れた後、簡単に**理由を伝える**。
> 　　「ごめんね、用事があってそろそろ行かなくちゃいけないんだ」
>
> （3）**お礼や気持ちを伝える**。
> 　　「また、今度」「今度、聞かせてください」
>
> （4）申し訳ない仕草をする。

3. 考えよう
「会話を終える」場面には他にどんなものがあるか、具体的に考えてみましょう！

> ・急いでいるときに、同級生に話しかけられた。
> ・
> ・
> ・
> ・

4. やってみよう！（ロールプレイ）
　3で考えた場面から1つ選び、練習してみましょう。

5. まとめ
　「あいさつ」「会話を始める」「会話を続ける」「会話を終える」と、基本的な会話の一連の流れについて、ここまで扱ってきました。少しのスキルを加えることで印象がよくなること、状況を考えることの重要性を知って頂けたでしょうか？ 今後は、一歩進んで上手な主張の仕方について学んでいきます。

第7回　プログラム

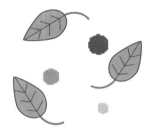

ピア・サポート①

ピア・サポート①

　今回はディスカッションプログラム「ピア・サポート」を行います。ピア・サポートとはメンバーさん同士がサポートし合う、つまり助言をし合うということです。誰にでも自分では気づかずに行っている工夫があるものです。自分では当たり前と思っている工夫も、他人からは新鮮な良いアイディアだったりします。困っていながらも工夫していることを意識的に考え、それをグループで共有してみましょう。

1. 苦手なことや困っていること、悩んでいることを記入してください。困っていることはいろいろあると思いますが、対人関係やコミュニケーションなど他者との関係によって生じることを中心に考えましょう。

〈付録1も参考に、いくつか書き込んでください〉

2. 次に自分が「生活しやすくなるために行っている工夫」や、「こうしたらうまくいった」という経験について書いてください。些細な工夫や経験談が誰かの役に立つこともあります。

〈工夫していること〉

3. みなさんの話を聞いてみて、感じたことや、参考になったこと（ぜひ試してみたいこと）を下の欄に記入してください。

〈メモ：参考になったこと、試してみたいこと、思ったこと、感じていること〉

　　ピア・サポートプログラムは後半にもう一度あります。悩みを共有し、アイデアを出し合うことで、対処方法が増え、生活のしやすさにつながります。活発な意見をこれからもよろしくお願いします。

第 8 回　プログラム

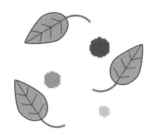

表情訓練／相手の気持ちを考える

表情訓練
～笑顔は大切～

> 人間関係を円滑にするために笑顔はとても重要です。
> 　第2回プログラムで「言語的コミュニケーション」「非言語的コミュニケーション」の話をしました。もちろん言葉のスキルを高めることも重要ですが、表情のスキルを高めることも大切です。
> 　同じことを伝えるにしても笑顔で行うのと行わないのとでは、相手に与える印象が全く変わります（断るや謝罪するなどは別ですが……）。
> 　どんな人でも、自分に向けられたニコッとした笑顔でのあいさつや会話は、気持ちがよく居心地のよさを感じるでしょう。笑顔で人間関係を築いていると付き合いやすくなります。そして、周りの人たちにとっても、気持ちがよいものです。笑顔の習慣を身につけましょう。

1. まずは意識的に

　筋肉は使っていないと動きにくくなるものです。顔の筋肉を動きやすく、柔らかくするためにも日々の訓練を習慣化してみてはいかがでしょうか。

　①練習してみよう
　　　・割りばし練習
　　　・「ハッピー、ラッキー、スパイシー！！」

　②実践してみよう　挨拶＋ニコッ

　　　伏し目がちで、暗い声の挨拶は、相手をゆううつにさせてしまうかもしれません。「おはよう」「お疲れ様です」など、挨拶をするときには相手の顔を見てニコッと笑うルールを設けて、笑顔になる回数を増やしてみませんか？　笑顔になることで声のトーンも明るくなります。
　　　今日帰るときの挨拶で実践してみましょう！

2. 笑顔の効果
　　　・気持ちも元気に？
　　　・自律神経が整う？
　　　・免疫機能活性ホルモンが分泌される？

相手の気持ちを考える

次に、いくつかの場面を通して、「相手の気持ちを考える」ことを学習します。
円滑な対人関係を築く上で、「相手の気持ちを考える（意図を推測する）」ことはどんなときも大切なことです。相手の思いや状況を考慮せずに、自分の事情だけで行動をしてしまうと、「自己中心的な人だ」「考えてくれていない」と思われ、関係にヒビが入ってしまう可能性があります。また相手のことを考えすぎて、結局何もできなかったという経験を持っている方もいるでしょう。相手が何をして欲しいのかを考えて、行動することも大切です。

1. 考えてみよう！

初めに「関心のない話をされた」場面を考えます。関心のない話を聞くことは、退屈であり、ストレスのかかることです。そんなとき、相手の気持ちを考えることは非常に難しいことだと思います。なぜ自分に話をしてくるのか、自分にどうして欲しいのかという視点で相手の気持ちを考えてみましょう。

【場面】
休み時間、Aさんが座ってボーっとしていると、Bさんが話しかけてきました。しかし、その話題はAさんの関心のない芸能人の話でした。

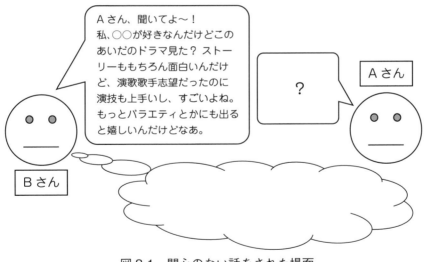

図8-1 関心のない話をされた場面

相手の気持ちを考えた上での対応

2. 考えてみよう

他の場面での相手の気持ちを考えてみましょう！
相手の気持ちを考えることが難しいと感じた体験はありますか？

場　面	相手の気持ち	対　処
デイケアのあとお茶に誘われた		
メール交換をしたいと言われた		
「よく気付くね」とほめられた		
質問したら「自分で考えて」と怒られた		

3. まとめ

　今回は、『表情訓練／相手の気持ちを考える』の2つのテーマを取り上げました。『表情』とは自分が相手へ発するメッセージであり、『相手の気持ちを考える』ということは相手の発するメッセージを適切に受け取ろうとすることを意味します。コミュニケーションは双方向であることが改めてわかりますね。

　相手の気持ちや意図を考えることは色々な可能性が想定されるので、相手に確認しないとわからないものもあります。大切なのは相手の善意を見逃さないことではないでしょうか。たとえ相手の気持ちや意図とは違っても、そのような配慮をしたこと自体は相手に伝わるものです。配慮を示すだけで、相手との関係を維持しやすくなります。相手の気持ちを考える癖をつけましょう。

第9回　プログラム

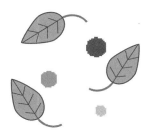

感情のコントロール①（不安）

感情のコントロール①
～「不安」の感情～

　感情には喜びや不安や怒りなど、さまざまなものがあります。人はそれらの感情を認識し、コントロールすることでいろいろな場面に対応します。しかし自分に生じた感情を正確に認識することや、それを思い通りにコントロールすることは簡単ではありません。
　今日は認知行動療法の考え方を利用しながら、自分の中で生じる感情について認識し、それと同時に生じる身体の反応について学習します。

1. 認知行動療法の基本モデル

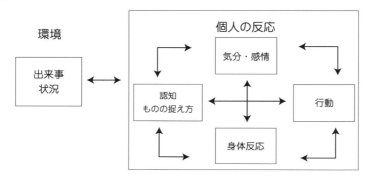

図 9-1　認知行動療法の基本モデル

2. 嬉しい感情

　いくつかの状況を紹介します。このとき、みなさんはどれくらい嬉しいと感じますか？

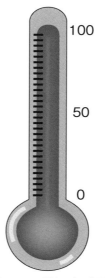

図 9-2　感情の温度計

3. 不安の感情チェックリスト
    (1) 皆さんが「不安」に感じるのはどんなときですか？ 当てはまるものに○を付けてください。それ以外にも不安になる状況があれば教えてください。

表9-1 不安の感情チェックリスト

状 況	チェック
1. 明日大切な用事があるのに、なかなか寝付けない	
2. 誰かにいやがらせをされる	
3. 毒ヘビや毒グモに刺される	
4. 嫌な夢を見る	
5. 1人になる	
6. 主治医や担当スタッフの交代	
7. 自分が他人からどう思われているか気になって仕方がない	
8. 新しい場所に行く	
9. 高い場所、人混み	
10. 両親や自分の大切に思っている人同士の喧嘩	
11. 就職面接、職場面接	
12. 工事現場、騒音	
13. 体調が悪いのに、原因がわからない	
14. やったことのない課題を1人で任された	
15. 財布を忘れた	
16. 生活費が足りなくなりそうなのに、給料日まで2週間もある	
17. 期日が迫っているのに、作業がはかどらない	
18. 予定が急に変更された	
19. 暗いニュースを見て、自分の大切な人が巻き込まれたらどうしようと考える	
20. 自立しなければならない	

その他に自分が不安を感じる状況
　・
　・
　・

(2) (1) で自分に当てはまった状況で、「不安」の強さはどのくらいでしたか？
温度計に書き込んでください。

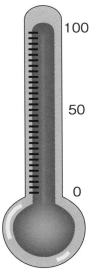

図 9-3 「不安」の感情の温度計

(3) 不安を感じるとき、どんな変化がありますか？
心拍数／呼吸／筋肉／姿勢／顔の表情／話し方／考え方

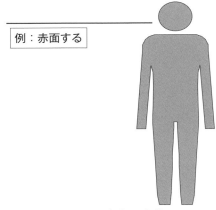

図 9-4 身体の変化

(4) 「不安」の感情の対処法を身につけよう！

例：散歩をして気分転換をする

第10回　プログラム

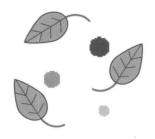

感情のコントロール②（怒り）

感情のコントロール②
～「怒り」の感情～

1. 怒りの感情チェックリスト
   (1) 次に挙げるリストは、人が怒りを感じる状況です。自分に当てはまるものに○をつけてください。その他に自分が怒りを感じるものがあれば、記載してください。

表 10-1　怒りの感情チェックリスト

状　況	チェック
1. 自分が話題を勘違いしたとき	
2. 友達が自分と遊んでくれないとき	
3. 公平に扱われないと感じたとき	
4. 大声で怒鳴られたとき	
5. ゲーム中に人が割り込んでくるとき	
6. やりたいと思っていることを止められたとき	
7. 他の人が自分より注目を浴びているとき	
8. 人が自分の悪口を言っているとき	
9. サッカー（野球、オリンピック競技など）で日本代表が負けているとき	
10. 誰かが自分の家族に、失礼な態度を取ったとき	
11. 友達がいじめられているとき	
12. 誰かに嘘つきと言われたとき	
13. 誰かに押されたり、足を踏まれたとき	
14. 物が壊れたとき	
15. 誰かが自分の持ち物を無断で使っているとき	
16. 集中したいのに、周りがうるさいとき	
17. やりたくないことをやるとき	
18. 他の人が怒っているとき	
19. 自分の話を聞いてもらえないとき	
20. 自分のことがわかってもらえないとき	

その他に自分が怒りを感じる状況
-
-
-

(2)(1) で自分に当てはまった状況で、「怒り」の強さはどのくらいでしたか？
温度計に書き込んでください。

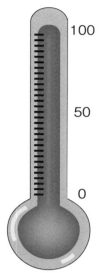

図 10-1 「怒り」の感情の温度計

(3) 怒りを感じるとき、どんな変化がありますか？
心拍数／呼吸／筋肉／姿勢／顔の表情／話し方／考え方

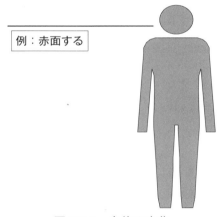

図 10-2 身体の変化

(4)「怒り」の感情の対処法を身につけよう！

例：深呼吸をする

2. まとめ

　ご自分の感情を認識していただくことが今日のプログラムの目的でした。自分でも気付かなかった感情があることや、同じ状況でも人によって生じる感情が違うこと、さらには同じ感情でも個人差（強さの違い）があることを少しでも感じて頂けたら幸いです。

　感情を認識することによって、客観的に自分の状態を把握しやすくなったり、コミュニケーションのバリエーションが広がります。

　困った感情を平常心に戻すためのコントロール方法も今後学んでいきたいと思います。「不安」や「怒り」以外の感情で取り組むこともお勧めします。次のステップとしてその感情への対処法が身につけられることが、生活のしやすさにつながると思います。

　自分にあった対処法が見つけられるように、今後も考えていきましょう。

第11回　プログラム

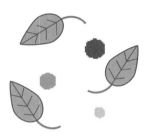

上手に頼む／断る

上手に頼む

　日常生活の中で自分1人ではできないことや手伝ってもらいたいことがあるときには、人に頼むことが必要です。相手に遠慮をしたり、自分だけでできると勝手に判断して、頼まずにいると、仕事を抱え込んでしまったり、やらなくてはいけないことができなかったりします。頼み事が上手にできると、相手に受け入れてもらいやすくなります。また、相手が「頼られている」と嬉しく思うので、関係性がよくなることがあります。
　頼み事が上手にできるようになりましょう。

1. こんなときどうする？？　CES（Communication Enhancement Session）
　【登場人物】
　　Aさん：主人公　　　Bさん：職場の同僚
　【場面】
　　Aさんはパソコンで書類を作成する仕事を任されました。
　　頑張って作成をしたものの、得意ではない表計算ソフトを使う内容だったため、あまり自信がありません。
　　正式に提出する前に、同僚であるBさんに見てほしいと思っていますが、Bさんはパソコンを使って作業をしています。

皆さんがAさんなら、どう対応しますか？？

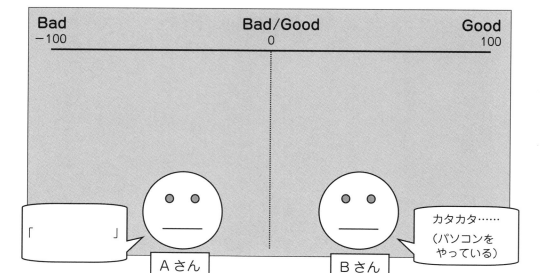

図11-1　CES（上手に頼む）

2. 「頼む」スキルのステップ

> (1) 相手の方を向く
> (2) **相手に状況を確認**する
>   「今よろしいですか？」
> (3) **頼みたいことを、「私メッセージ」と共に伝える**
> (4) OK のとき：「ありがとう」「助かりました」等、お礼や気持ちを伝える
>   NG のとき：「急に頼んでごめんなさい（すみません）」「また今度お願いします」等、一言伝え、引き下がる
> ＊OK してもらわないとどうしても困るときは、もう一度理由を言って、再度頼んでみる。
> ＊申し訳ない気持ちが伝わる非言語的コミュニケーションも用いてみましょう。

3. 私メッセージとは？

> 私メッセージ…自分の気持ちや感じ方を伝える。相手を責めない言い方。
>   私は…「嬉しい」「助かる」「楽しい」
>   ・仕事を手伝ってくれると、（私は）助かる
>   ・○○を貸してくれると、（私は）嬉しいです
>
> 相手に対して、頼みたいことがストレートになりすぎず、やんわりと頼むことができる。

補足："私メッセージ"の効用

　　他人とトラブルになって口論がエスカレートするときには、人は気づかないうちに"あなたメッセージ（あなたを主語にした相手を責める言い方）"を使ってしまいがちです。これを"私メッセージ"を使って自分の気持ちや感情を伝えることで、相手が過剰に自分を守ろうとすることを避けて会話がしやすくなります。高ぶった感情を抑える効果もあります。

　　　例）「あなたはいつも私のことをわかってくれようとしない！」
　　　　　これを「私メッセージ」で言い換えると
　　　　　…→「わかり合えないことが、（私は）すごく悲しい」

　　相手への非難や評価をするニュアンスがなくなり、相手に受け入れられやすい表現です。

4. 考えよう

さらに気を付けたいポイントはありますか？
・頼む際の表情は？
・頼み事をした後は？
・上司に対しては？
・後輩に対しては？
・家族、友人に対しては？

上手に断る

日常生活で、相手の頼みや誘いを断らなくてはならないことがあります。そんなときに、「No」という結論だけを伝えてしまったり、逃げるように去ってしまったりすると、相手の人には「冷たい」と思われてしまい、その後の関係にひびが入ってしまいます。しかし、曖昧な返事をしてしまうと、相手に「Yes」だったのか「No」だったのかうまく伝わらず、誤解が生じてしまうかもしれません。誤解を生まないためにも、やんわりと「断る」場面にあらかじめ慣れておきましょう。

相手からの頼みや誘いを断るときに断る理由を伝えることは、相手を納得させ、その後の関係も維持しやすくなります。また、「ごめんなさい」「また誘ってください」「〜でしたら大丈夫ですよ」など、挨拶を言葉に含んだり、妥協案や代替案を提示したりすることで、断るときのネガティブな印象を回避することができます。

適切な断り方を覚えて、誤解を生じないようにして、相手との関係をうまく維持しましょう。

1. こんなときどうする？？　CES（Communication Enhancement Session）

   【登場人物】
   Aさん：主人公　　　Bさん：職場の上司

   【場面】
   上司のBさんがAさんに残業をして欲しいと頼んできました。しかし、Aさんは定時で帰り、伯父さんを迎えに行く約束をしています。このため、残業を断りたいと思っています。

   Bさん：「頼みたい仕事があって……ちょっとだけ残業頼めないか」
   Aさん：（どんなセリフがよいでしょう）

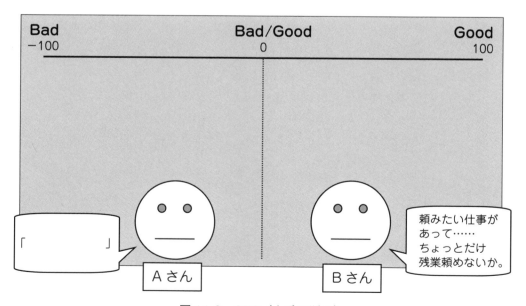

図11-2　CES（上手に断る）

2.「断る」スキルのステップ

(1) 視線を合わせて、はっきりと相手に聞こえる声で伝える
(2) 誘われた場合は感謝の気持ちを伝える
　　「誘ってくれて嬉しい」「行きたいんだけど……」
(3)「申し訳ないのですが……」などと一言伝え、簡潔に理由を言う
(4) 自分のできる事やできる時など、代替案を伝える
　　「今日は用事があって……明日であればお受けできます」
　　「また誘ってください」
＊申し訳ない気持ちが伝わる非言語的コミュニケーションも用いてみましょう。

番外編　〜はっきり断る必要がある場合〜

相手との関係を維持したいときには、その相手からの依頼をやんわり断る必要があります。しかし、場合によってははっきり断ることも必要です。

・怪しい強引な呼び込み（絵画を売りつける、居酒屋、風俗店）
・望まない勧誘
・マンションやお墓の販売など、電話による勧誘
・街頭で「手相を見せてください」　　　　　　　　など

このような場合は、やんわり断るとかえって相手のペースに乗せられてしまったり、結果的に望まない契約をすることになったりしてしまいます。毅然とした態度ではっきりと断りましょう。

はっきり「断る」スキル
(1) はっきり大きな声で
(2) 簡潔に理由を言う
(3) 繰り返し何度も伝える

※望まない勧誘等の場合は、最初から「無視」した方がよい場合もありますので、断るのが苦手な方は「無視」も有効です（「断る」の極端なケースです）。

3. やってみよう

今日のテーマである、「上手に頼む」「上手に断る」のスキルを実際に練習してみましょう。
【場面】
・仕事を代わってほしいと頼む／断る
・
・
・

第 12 回　プログラム

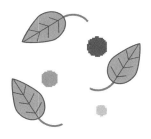

社会資源を活用する

社会資源を活用する

> 社会資源とは、「利用者がニーズを充足したり、問題解決するために活用される各種の制度・施設・機関・設備・資金・物質・法律・情報・集団・個人の有する知識や技術等を総称していう。」(『精神保健福祉用語辞典』中央法規より)とあります。
> つまり、本人が抱えている希望をかなえるための手助けになる制度や用具、人的サービスのことです。今回は利用できるさまざまな社会資源について紹介し、皆さんの目標に向かって社会資源を活用してもらいたいと考えています。

1. 社会資源の種類

社会資源にはどのようなものがあるでしょう。以下に挙げたものは、ほんの一部です。あらゆるものが社会資源になりえます。

表12-1 社会資源の種類

制度	障害者総合支援法、自立支援医療、障害年金、生活保護、後見人制度、精神保健福祉手帳など
社会復帰施設	グループホーム、就労移行支援事業、就労継続支援事業（A型、B型）など
公的機関	役所、保健所、精神保健福祉センターなど
医療機関	精神科病院、クリニック、デイケア、訪問看護など
人的資源	家族会、自助グループ、デイケアスタッフなど

2. 具体的な社会資源

(1) 自立支援医療

指定医療機関において、精神疾患の継続的な通院医療を行う場合に医療費の一部が公費で負担される制度（外来診療、デイケア等保険診療のみに適用。薬代も含みます）。

通常、健康保険で医療費の3割を自己負担しますが、自立支援医療の対象として認定された場合には、指定医療機関の窓口で原則、医療費の1割が自己負担となります。

■申請窓口：お住まいの市・区等の障害者支援担当窓口です。
■申請に必要なもの：
　①申請書……申請窓口にあります。
　②診断書……主治医が記入するものです。
　③保険証
　④印鑑
　（上記に加え、非課税世帯は年収がわかるもの、場合により課税証明書が必要です）

（2）精神障害者保健福祉手帳

障害者手帳には、身体障害者手帳、療育手帳（例：東京都−愛の手帳）、精神障害者保健福祉手帳の3つがあります。それぞれの手帳には等級があり、それによって障害の程度を表します。

■精神障害者保健福祉手帳を取得するメリット

公共交通機関の割引

税金の控除……所得税、市（県）民税、相続税等が一定額控除されます。

各種基本料金割引……水道代、携帯電話料金などが割引になります。

生活保護の障害者加算……生活保護を受けている方は保護費に加算がつきます。

福祉的就労……障害者枠での就労

その他、各種割引……美術館、博物館の入場料の割引など

＊等級や自治体によって、サービスは異なります。

■申請窓口：お住まいの市・区町村の障害者支援担当窓口です。

■申請に必要なもの

①申請書……申請窓口にあります。

②診断書……主治医が記入するものです。

③写真（たて4cm×よこ3cm、上半身、無帽）

④印鑑

注1：障害年金を受給している方は、診断書の代わりに年金の書類でも申請可能です。

注2：自立支援医療とは全く異なる制度ですが、両者は同時申請が可能です。

■注意事項

申請には、初診日から6か月以上経過している必要があります。精神障害者保健福祉手帳が申請できるかどうかは医師の判断になりますので、主治医にご相談ください。

（3）障害年金

老齢年金などと同じ年金制度のひとつです。ある病気やけがの初診日が、年金に加入中もしくは、20歳未満で、障害等級に該当する場合に支給されます。初診日に加入していた保険によって、障害基礎年金か障害厚生年金かが決まります。申請時に厚生年金に加入していなくても、初診日に厚生年金に加入していれば障害厚生年金での申請になります。

■受給要件（いずれかを満たしていることが必要です）

・初診日の属する月の前々月までの公的年金加入期間の3分の2以上が、保険料納付済、または保険料免除された月であること

・初診日の属する月の前々月までの直近1年間のすべてが、保険料納付済、または、保険料免除された月であること

・20歳前に初診日がある場合

■申請窓口

障害基礎年金……市・区町村役所（国民年金課等）　　障害厚生年金……社会保険事務所

■申請に必要な主な書類

①受診状況等証明書……初診日を証明するのに必要な書類。

②診断書
③病歴・就労状況等申立書……申請者本人または家族が記入。
※人によって必要書類は異なりますので、ご注意ください。

(4)「仕事をしたい！」と思ったときの社会資源

「仕事をしたい」と思ったときには「働き方」「職業準備性」「適職」等を考える必要があります。

■働き方
- フルタイム、パートタイム
- オープン就労とクローズ就労
  オープン就労とは障害のことを雇用主に明かし、配慮を受けながら就労をすることです。
  オープン就労をするためには手帳の取得が必要になります。
- クローズ就労とは、障害のことを雇用主に明かさずに働く一般就労のことです。

	オープン就労	クローズ就労
メリット		
デメリット		

■就労準備性
1. 障害の理解・管理
2. 規則正しい生活習慣の維持
3. 社会生活・社会活動の遂行
4. コミュニケーション
5. 基本的労働習慣の確立
6. 社会・職場のルールの理解
7. 求職技能（スキル）の獲得

■よく使われる社会資源
- ハローワーク　・障害者就業・生活支援センター　・就労移行支援事業

3. デイケアも職員も社会資源

今回紹介した社会資源はほんの一部にすぎません。社会資源は利用方法が複雑なものもあります。デイケアも職員も社会資源なので、是非活用してください。社会資源に関することだけではなく、日常のこと、困っていることなどを相談してみてください。

4. やってみよう

スタッフに相談をしてみましょう。上手に相談するためのポイントを話し合い、実際に練習してみましょう。

第13回　プログラム

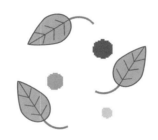

相手への気遣い

相手への気遣い

今日はディスカッションプログラムを行います。テーマは「相手への気遣い」です。
　気遣いとは心遣いとも言い、人のためを思って色々気を遣うこと、配慮することを意味します。人間関係を築いていく上で、お互いを思いやることは大切です。気遣いをしないでいると自分本意な人だ、心のない人だと思われる可能性があります。たとえ、自分が上手く相手を気遣うことができなくても、その姿勢を示すことは大切です。今日は気遣いの必要性や方法について話し合っていきましょう。

1. 相手を気遣う必要性とは？
   ・相手とよい関係を築くため
   ・
   ・
   ・
   ・

2. 「相手への気遣い」として工夫していることを書いてください
   （自分がこうされて嬉しかったという体験でもかまいません）

例：会社で、先に帰るとき、「何かお手伝いすることはありませんか？」と言ってから出る。 　　　友達に / デイケアの仲間に / 上司に / 家族に

(気遣いの工夫メモつづき)
みんなの意見を聞き、「役に立ちそう」「使えそう」と思ったことをメモしましょう

3. まとめ
　「相手を気遣う」ことは人間関係を構築する上で重要なことです。気遣いには言葉に表れるもの、行動に表れるもの、たくさんのことがあります。自分がしてもらってうれしかったこと、他の人がやっていて感心したことをとり入れるのもよいでしょう。
　「あなた（相手）のことを大切に思っている」というメッセージを伝えるためにも、気遣いは大切です。無理のない気遣いをし、良好な人間関係を構築していきましょう。

第 14 回　プログラム

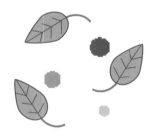

アサーション（非難や苦情への対応）

アサーション（非難や苦情への対応）

今日は非難や苦情への対応について扱います。
　日常生活では、自分の取った行動が相手を不快にして非難されたり、ときには身に覚えのない理不尽なことで叱られたりということがあります。そんなとき、皆さんはどうしていますか？
　人は立場や相手の反応、環境によって判断し、その時々で取れる対応をしています。つい感情的になって不快な気持ちを直接伝えてしまうと、相手の人はショックを受けたり、口論になってしまったりする場合があります。
　対応の仕方にはコツがあります。どのような場面のとき、どういった対応が適切なのか、今日は皆で話し合っていきましょう。

1. こんなときどうする？？　CES（Communication Enhancement Session）
   【場面】職場、学校
   Aさんは食事に行くため、Bさんを誘おうとしましたが、Bさんは忙しそうにしていたので、誘うのを諦め、他の友達と食事に行きました。次の日、Bさんが話しかけてきました。

   Bさん：「昨日、食事に行ったんだって？　どうして誘ってくれなかったの？　ひどいよ！」
   Aさん：（どんなセリフがいいでしょう？）

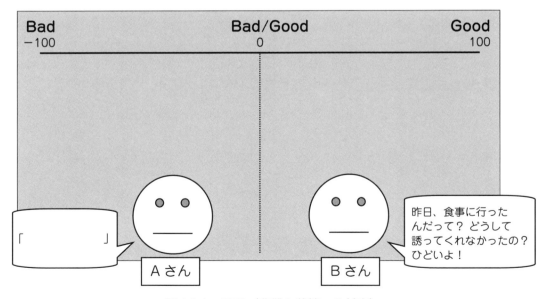

図14-1　CES（非難や苦情への対応）

2.「非難や苦情への対応」 スキルのステップアップ

> （1）相手の話の区切りがいいところまで待つ
> （2）一言（クッション言葉）とともに、自分の主張や気持ちを伝える
> 　　「ごめんね……」「恐れ入りますが……」

3. アサーションとは？

　アサーションとは「自分と相手を大切にする表現技法」を意味します。ちなみにアサーション（assertion）は英和辞典で調べると「主張」「断言」という意味が載っています。少し強い印象を抱くかもしれませんが、そうではありません。相手に自分の意見を押し付けるのではなく自分のことも、相手のことも大切にするという考え方を基礎にしたのが、アサーティブなコミュニケーションということです。

4. 自己表現 3 つのタイプ

①『非主張型』：相手を大切にしようとするが自分の気持ちや意見を大切にしないスタイル
②『自己主張型』：自分の考えや意見をはっきり言い、自分の言い分を相手に押し付けるスタイル
③『アサーティブ型』：自分も相手も大切にするスタイル

5. 考えよう

　CES のセリフの中ではどれがアサーティブだったでしょうか？　非難や苦情を言われた場面だけではなく、どんな場面でもアサーティブな対応は重要です。
　下記のように感じることはありませんか？
・「NO と言えない」
・「言いづらいのでがまんしよう」
・「ついつい言い過ぎてしまって後悔することが多い」
・「こんなことを言ったらどう思われるだろうか」
・「引き受ければ自分が大変になるのはわかっているのに、引き受けてしまって相手を恨んだり、自分を情けなく思ったりする」

　これらを解決する方法がアサーショントレーニングです。次のページの各場面において、よりアサーティブな表現方法を考えてみましょう。

次の場面ではどのような対応をすると、アサーティブでしょうか？

	場　面	あなたがAさんの立場だったら、どう対応しますか？
場面Ⅰ	Aさんは上司であるBさんに呼び出されました。 Bさん：「Aさん、困るよ！！ 作ってもらったこの資料には間違いがあるよ！ ちゃんと確認してから、提出してもらわないと困るなぁ！！」 しかし、上司の差し出してきた資料はAさんが作ったものではありませんでした。身に覚えのないことにもかかわらず、上司はカンカンに怒っています。	
場面Ⅱ	Aさんは月に1回受診をしています。気分の落ち込みがあって通院を始めました。しかし、3か月以上体調の変化を感じません。主治医に薬のことや生活のこと等、聞きたいことはあるのですが、診察時間は決まっており、なかなか満足に相談できていません。今も診察が終わろうとしています。 主治医：「ではまた来月お越しください」 Aさん：「　　　」	
場面Ⅲ	Aさんはデイケアに通っています。友人ができてからは喫茶店に立ち寄るため、帰りが遅くなることが増えました。それをお母さんは快く思っていません。今日も帰りが遅くなってしまい、お母さんはカンカンに怒っています。Aさんとしては友人との付き合いも大事にしたいと考えています。 母：「何でこんなに遅いの！ いい加減にしなさい！」 Aさん：「　　　」	

6．やってみよう！（ロールプレイ）

場面Ⅰ～Ⅲの中から1つ選び、練習してみましょう。

7．まとめ

今日は「非難や苦情への対応」を通し、アサーションについて学習しました。アサーションは自分のことも相手のことも大切にする考え方やコミュニケーションのことです。アサーションを意識して生活してみましょう。ストレスが少なく、相手との関係の維持に役立つはずです。

第15回 プログラム

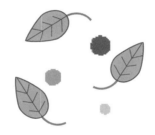

ストレスについて

ストレスについて

> 今日のプログラムは「ストレス」について考えていきます。
> みなさん、ストレスという言葉は、よく耳にすると思います。人によって、何をストレスと感じるのか、そのストレスにどのように対処するのかなどは人によって異なります。
> ストレスの理解が少なかったり対処法が少なかったりすると、日常生活で支障をきたすことが増えてしまいます。
> 一方、ストレスによって生じる心身の反応を理解し、自分に合った対処法を知ることは、生活上の困難を乗り越える力が増えることを意味します。ストレスにうまく対処できるようになりましょう。

1. ストレスとは？

ストレス状態を引き起こす外からの刺激を「ストレッサー」といい、強いストレス状態になるとさまざまな心身の問題が引き起こされます。

生活で起こる出来事が必ずしも誰にとってもストレスになるわけではないことから、出来事をどのように認知・評価し対処するかが重要と考えられています（本人にとってその出来事が何を意味するかがポイント）。

> 例1）犬が怖い人にとって、散歩中の犬は恐怖の対象。飼い主にとって犬は家族同様で癒される存在。
> 　　　→犬をどう認知するかによって、ストレスになったりならなかったりする

さらに「死別」や「離婚」といった大きなイベントだけがストレスの原因になるわけではなく、日常の些細な出来事の積み重ねの方が健康（抑うつ、無気力、体調不良など）に大きく影響するとも言われています。

> 例2）苦手な満員電車で毎日通勤しなければならない／昼休みの雑談が怖い／夏は虫が多くて嫌

2. ストレス反応のプロセス

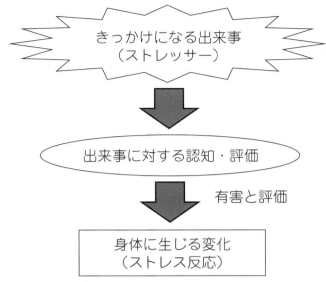

図15-1　ストレス反応のプロセス

3. ストレス反応とは？

　私たちの心や身体に影響を及ぼすストレッサーには、「物理的」（暑さや寒さ、騒音や混雑など）、「化学的」（公害物質、薬物、酸素欠乏・過剰、一酸化炭素など）、「心理・社会的」（人間関係や仕事上の問題、家庭の問題など）があります。普段私たちが「ストレス」と言っているものの多くは、この「心理・社会的」ストレッサーではないでしょうか。そしてこれらのストレッサーによって引き起こされるストレス反応は、以下の3つに分類されます。

心理面	身体面	行動面
・意欲の低下 ・イライラ ・不安 ・抑うつ ・興味、関心の低下　など	・不眠 ・食欲低下 ・胃腸症状 ・身体の痛み ・動悸、息切れ　など	・飲酒増加 ・喫煙量増加 ・仕事のミス増加 ・事故の増加 ・浪費　など

4. ストレッサーとは？

　あなたにとってどのようなことがストレッサーになっていますか？　ストレッサーを発表し合い、分類してみましょう。

　（ストレッサーの例：満員電車→初対面の人が多い場所）

5. ストレスへの対処法

下図に示すようにストレスへの対処法の内容によってどこに働きかけるかは異なります。ストレスの対処法は一種の技術であり、学習可能なものと言えます。

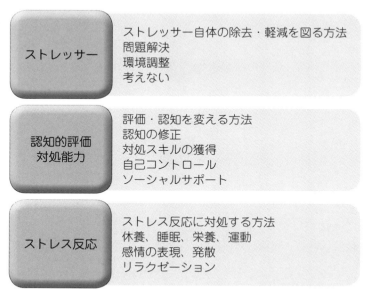

図15-2　ストレスへの対処法の種類

〈対処法〉

6. まとめ

人によってストレスに感じること、有効なストレスコーピングは違います。自分自身のことを良く知ることが重要です。話し合いの中で自分にも当てはまると感じたものはメモして下さい。

自分に合ったストレスコーピングをいくつか身につけておくと、色々なストレスと上手く付き合えるようになります。

第16回　プログラム

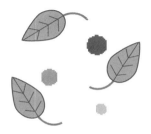

ピア・サポート②

ピア・サポート②

> 今回はディスカッションプログラム「ピア・サポート」を行います。ピア・サポートとはメンバーさん同士がサポートし合う、つまり助言をし合うということです。誰にでも自分では気付かずに行っている工夫があるものです。自分では当たり前と思っている工夫も、他人からは新鮮な良いアイディアだったりします。困っていながらも工夫していることを意識的に考え、それをグループで共有してみましょう。

1. 苦手なことや困っていること、悩んでいることなどを記入してください。困っていることはいろいろあると思いますが、対人関係やコミュニケーションなど他者との関係によって生じることを中心に考えましょう。

〈付録1も参考に、いくつか書き込んでください〉

2. 次に自分が「生活しやすくなるために行っている工夫」や、「こうしたらうまくいった」という経験について書いてください。些細な工夫や経験談が誰かの役に立つこともあります。

〈工夫していること〉

3. みなさんの話を聞いてみて、感じたことや、参考になったこと（ぜひ試してみたいこと）を下の欄に記入してください。

〈メモ：参考になったこと、試してみたいこと、思ったこと、感じていること〉

　悩みを共有し、アイデアを出し合うことで、対処方法が増え、生活のしやすさにつながります。活発な意見をこれからもよろしくお願いします。

第17回　プログラム

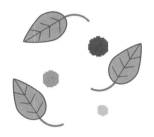

自分の特徴を伝える①

自分の特徴を伝える①

今日は「自分の特徴を伝える」方法について考えます。「自分の特徴」とは障害のこと・性格のことを含めて考えてください。

日常生活において会社の人、家族、友人など、私たちの周りにはいろいろな人がいます。周りの人に自分の特徴を伝えていますか？例えば、口頭の指示を受けることが苦手な人が上司に相談し、メールでの指示をお願いしたところ、仕事のパフォーマンスが上がったという話があります。

「伝える」ということは、相手に自分のことをわかってもらう、理解してもらうということを意味します。伝えること（＝相手にわかってもらうこと）は大事なこととされていますが、どうしてでしょうか？まずはそのことから考えて、伝え方について学習しましょう。

1. 自分の特徴を伝える（＝相手にわかってもらうこと）メリットは何でしょうか？

2. 自分の特徴を＜どのようなときに／誰に＞伝える（＝わかってもらう）必要があると思いますか？

　　（例）仕事場で上司に
　　　・
　　　・
　　　・
　　　・

3. どのように伝えると、相手がわかりやすいでしょうか？

（例）具体的に伝える
口頭指示が苦手→言葉で伝えてもらうよりも、図や文字で伝えてもらった方が理解しやすい

4. ポジティブな表現・考え方　〜リフレーミング〜

リフレーミングとは？

　事実に対して与えている意味づけを変え、異なる見方でとらえ直すことをいいます。長所と短所は紙一重です。見方を変えて、短所を長所に変える練習をしてみましょう。

特　徴	リフレーミングの考え方に変えると……	みんなの意見
いい加減、大ざっぱ	例）おおらか	
深刻味が足りない		
１つ１つの仕事に時間がかかる		
のめり込むと周りが見えなくなる		
些細なことが気になってしまう		
思い立ったらすぐ行動してしまう		
感情が顔に出やすい		
融通が利かない		
諦めやすい		

5. 考えよう！

自分の特徴について考えてみてください。箇条書きで構いません。

例：算数障害がある / あいまいな指示が苦手 / 光・におい・音に敏感で仕事に差し支える / 道具を使う作業が苦手 / 作業の優先順位をつけるのが苦手 / 一人の作業は不安になる / 突然の予定変更が苦手 / 会話や口頭の指示を理解するのが苦手 / 思い立ったらすぐ行動する

第 18 回　プログラム

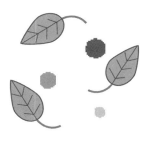

自分の特徴を伝える②

自分の特徴を伝える②

前回は「自分の特徴を伝える①」として、伝えることのメリットや伝え方に関して話し合いを行いました。「自分の特徴」とは障害のこと・性格のことを含めて考えてください。「伝える」ということは、相手に自分のことを理解してもらうということを意味します。
今回は自分だったらどう伝えるか、実際に考えていきましょう。

1. 前回のおさらい
  ①自分の特徴を伝える（＝相手にわかってもらうこと）メリット

  ②どのように伝えるか
- <u>ポイントを絞って</u>：苦手なこと、不得意なことを一度にすべて伝えるのは、伝える側も理解する側も大変です。特に知っておいてもらいたいことを、まずは3つに絞って伝えましょう。
- <u>ポジティブに</u>：「〜ができません」「〜は苦手です」と、できないことを伝えることも必要ですが、苦手なことを言い換えたり、別の視点から見ることで「〜ができます」と伝えることも大切です。
- <u>具体的に</u>：教科書的な内容ではなく、具体的なエピソードを伝える。

2. 考えよう！

下記は他のグループで出た意見です。伝え方を工夫することで印象が変わっているでしょうか？ もっとこうすれば伝わりやすいのでは？ というご意見があれば、教えてください。

表18-1 伝え方の工夫

伝えたい（わかってもらいたい）こと	伝わりやすい言い方
算数障害がある	5000円支払って2000円の買い物をして、300円のおつりを受け取ったとしても、お釣りの間違いに気づけません。
あいまいな指示が苦手	「なるべく早く」という指示より、「○時までに」という指示の方がありがたいです。
光・におい・音に敏感で仕事に差し支える	静かな環境だと仕事に集中できます。指示が理解しやすくなります。
道具を使う作業が苦手	コンピュータの作業はできます（できることを伝える）。（道具を使う作業は）サポートがあればできます。
作業の優先順位をつけるのが苦手	優先順位をつける相談をさせてください。指示は1つずつ順番にお願いします。
一人の作業は不安になる	適切なアドバイスがあればうまく作業ができます。仕事の進行状況を時々チェックしていただきたいです。
突然の予定変更が苦手	質問したいときやアクシデントのときに相談できる人（可能であれば一人）がいると助かります。
会話や口頭の指示を理解するのが苦手	メモをつくる時間をいただきたいです。マニュアルや手順書があると嬉しいです。
思い立ったらすぐ行動する	新しいアイデアがあれば、取り入れて積極的に動けます。

3. やってみよう！

今までのディスカッションをもとに、自分の特徴の伝え方について、実際に考えてみましょう。まずは前回のワークで考えた自分の特徴から3つ選択し、下の表に記入しましょう。

表18-2　自分の特徴の伝え方

	知ってもらいたい3つのこと	伝え方 （具体的に・リフレーミング）
自己分析	①	
	②	
	③	
他の人の参考になる意見		

4. まとめ

伝えられた相手としても「知ることができて嬉しい」「付き合いやすくなる」というメリットがあります。自己分析にもつながるので、自分の特徴の伝え方の工夫を是非身につけてください。

第19回 プログラム

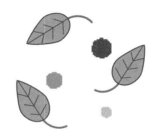

相手をほめる

相手をほめる

> 今日は相手をほめる方法について学びます。
> 人からほめられて嫌な気がする人はいないと言われますが、みなさんはどうですか？ ほめられると、多くの人は嬉しく感じます。ほめてくれた相手の印象もよくなるでしょう。しかし、ほめることは恥ずかしかったり、ほめるポイントがどこかわからなかったりと、難しいものです。かといって、ほめないでいると、相手は「自分のことを見てくれていない」「認めてくれていない」と感じ、関係が悪くなる可能性があります。これはビジネスシーンでも同じことです。
> ほめる方法を学び、上手にほめられるようになりましょう。

1. 「ほめる」ことのメリット

2. 「ほめる」ポイント　〜相手のどこをほめればよいか〜

外　見	内　面	その他
最初にわかる	少し付き合ってわかる	

◆相手によって、ほめるべきポイント ＆ ほめ言葉として適切でないものがある
　①場　　②男女　　③年齢　などによって変わってくる

◆相手が興味をもっていること（自信をもっているポイント）をほめると効果UP！

3. 考えよう　〜ケーススタディ〜

上司がある企画のプレゼンをしました。
Aさんもそこに同席したため、上司が話しかけてきました。

上司：「プレゼン、どうだった？」
Aさん：「よくできていたと思います」

すると上司は「お前、ずいぶん上から目線だな」とムッとした顔をしてしまいました。
Aさんとしては、上司に気を遣い、ほめたつもりだったので、どうして上司が不機嫌になったのかわかりません。

どうしてAさんは上司の機嫌を損ねてしまったのでしょうか？　みなさんならどうしますか？
・
・

目上の人に対しては、ほめても「評価」しない

自分より立場が上にある上司などには、「評価」しないのが原則です。
「すごいですね」等、相手自身をほめるのではなく、自分主体のメッセージで伝えることが必要です。

「（あなたって）すごいですね。よくできていたと思います」

「大変勉強になりました。ありがとうございました」

4. ほめ方いろいろ

＜お願いを使ったほめ言葉＞
・そのスカーフの巻き方教えて頂けませんか？
・○○さんなら、どうされるか教えて頂けますか？

＜頼りにしている気持ちを伝えるほめ言葉＞……少々オーバーで依存的だけど、相手は嬉しいもの。
・あなたがいてよかった。
・あなたに頼みたいんだ。
・○○さんにしか頼める人がいないんです。

＜感謝の気持ちと一緒に伝える＞
・○○さんのおかげで助かりました。ありがとうございました。

いいところ探し　ワークシート

（名前）＿＿＿＿＿＿＿＿＿＿＿＿＿＿さんの
「いいところ」を2つ書いてください。

> プリントの
> ほめる「ポイント」も
> 参考にしてください

第 20 回　プログラム

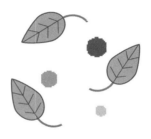

振り返り／卒業式

振り返り／卒業式

今日で全20回のプログラムが終了になります。今までどのようなプログラムが行われたかおさらいをし、振り返ってみましょう。

1. おさらい

表20-1　おさらい

回	プログラム内容	学んだこと	
1	自己紹介		
2	コミュニケーションとは？		
3	あいさつ／会話を始める		
4	障害理解・発達障害とは？		
5	会話を続ける		
6	会話を終える		
7	ピア・サポート①		
8	表情訓練／相手の気持ちを考える		
9	感情のコントロール①（不安）		
10	感情のコントロール②（怒り）		
11	上手に頼む／断る		
12	社会資源		
13	相手への気遣い		
14	アサーション（非難や苦情への対応）		
15	ストレスについて		
16	ピア・サポート②		
17	自分の特徴を伝える①		
18	自分の特徴を伝える②		
19	相手をほめる		
20	振り返り／卒業式		

2. 振り返り

プログラムの目的は、1. お互いの悩みを共有する、2. 新しいスキルを習得する、3. 自己理解を深める、4. より自分自身に合った「処世術」を身につける、5. 仲間と新たな体験をする、ことでした。皆さんはどのくらい目的を達成しましたか？ 振り返って発表してみましょう。

❀ ふりかえってみましょう ❀

1. このプログラム中に、できるようになったことや頑張ったことを思い出して書いてみましょう。

付　録

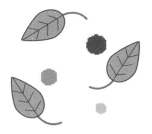

付録1　第7回　ピア・サポート①

私、こんなことで困っています

　私たちは日常生活の中で、さまざまな理由で困ったり、悩んだり、あるいは苦手なことをもっているものです。ここでは今まで皆様からいただいた意見を、＜対人関係＞＜状態＞＜自己管理＞という3つの領域に分けて挙げたので、参考にしてください。

【対人関係】
・話をうまく伝えられない。
　例）「頭の中で、話したいことをまとめられない」
　　　「話している最中に、何度も脱線してしまったり、話がごちゃごちゃになってしまうことが多い」
・親、きょうだいとの関係で悩んでいる。
　例）「親（きょうだい）に何でも頼ってしまい、迷惑をかけてしまう」
　　　「親（きょうだい）を無視したり、イライラしているときにあたってしまう」
　　　「ふだんから親に文句ばかり言っている自分が嫌だ」
　　　「親に悩みを相談したいが、どう切り出したらよいかわからない」
　　　「親に日頃の感謝の気持ちを伝えたいが、どう伝えたらよいのだろうか」
・友人との関係で悩んでいる。
　例）「話題がみつからなくて、気まずい沈黙が流れてしまうことが多い」
　　　「友達に近況について聞かれてしまい、なんと言っていいのか困窮してしまった」
　　　「友人がほしいが、どうすれば友達ができるのかわからない」
・仕事（アルバイト、作業所）先の人との関係で悩んでいる。
　例）「上司・同僚・部下との折り合いがつかない」
　　　「障害があることを職場に伝えて就労しようと思っているが、どこまで自分のことを伝えたらよいのだろうか」
　　　「休憩時間や飲み会などのときに、どう過ごしたらよいのか困ってしまう」
　　　「上司・同僚に相談したいことがあるのにうまく切り出せない」
・デイケアでの人間関係で悩んでいる。
　例）「デイケアで友人がほしいが、どうしたらよいのかよくわからない」
　　　「調子の悪いときに話しかけられると、どうしたらよいのかわからない」
　　　「休み時間をどう使ったらよいのか途方に暮れている」

【状態】
・感情がコントロールできないことで困っている。
　例）「イライラするとどうすることもできず、周りの人にあたってしまう」
　　　「怒ると見境なく暴力をふるってしまう（口論してしまう）」
　　　「たびたびパニックになってしまって相手を困らせる」
　　　「うつっぽくなってしまったとき、どうすればいいのかわからない」
・集中力が持続しない。
　例）「何かに取り組もうとしても、頭がぼーっとして集中できない」
　　　「周囲がざわついていると、集中できない」
　　　「興味がないことに対しては全くやる気がおきない（注意が持続しない）」
・身体が疲れやすい。調子が悪い日が多い。
　例）「毎日からだがだるくて困っている」
　　　「調子が悪いときは何をするのもおっくうになり、予定が崩れてしまう」

- 五感が過敏なため、さまざまな弊害がある。
    例）「音に過敏なため、周囲がざわついていたり苦手な音が鳴っていると、集中が途切れる（聴覚）」
    「まぶしいところだと気分が悪くなってしまう（視覚）」
    「苦手な食べ物がたくさんあるので、栄養のバランスが偏ってしまう（味覚）」
    「人に触れられるのが嫌だが、肩に手を置かれたときなどどうすればいいのだろうか（触覚）」
    「人ごみが苦手で、人が多いところだとイライラしてしまう（目がチカチカする）」
- 食事に関する悩み。
    例）「食欲がなくて困っている」
    「1回の食事量が多い、あるいは間食が多いため、体重が気になり困っている」
    「好き嫌いが多くて、周囲の目が気になるときがある」
- 嫌なことが忘れられず、不快な気分が続いてしまう。
    例）「8年前のことなのに、嫌な思い出が頭をグルグルと駆け巡り調子が悪くなってしまうことがある」
    「以前起きた嫌なことがまるで今起きているかのように感じ、パニックになってしまうことがあり、そういったときにどうすればいいのか知りたい」
- 記憶力に関する悩み。
    例）「相手の名前をなかなか覚えることができない」
    「作業を行うときなど、大切なことを伝えられても覚えきれずに困ってしまったことがある」
- 声を調節できない。
    例）「声が小さくて、話が相手に聞こえないことが多い」
    「つい場にそぐわない大きさの声（例えば、ひそひそ話の最中に平常の声で話してしまう）を出してしまうことが多い」
    「早口なため、相手が聞き取れないと言われることがあって困っている」
- 同時処理が苦手。
    「メモをしながら相手の話を聞くことが苦手」

【自己管理】
- 睡眠に関して困っている。
    例）「朝、自分で決めた時間に起きられない／起きるまでに時間がかかる」
    「夜なかなか寝付けない／途中で目が覚めてしまう／嫌な夢を何度も見る」
    「つい昼寝をしてしまい、夜眠れなくなってしまう」
    「毎日の安定した睡眠リズムを作ることができない」
- スケジュール（自分の時間）を管理できない。
    例）「優先順位を立てて、順序よく取り組むことができない」
    「やらなくてはならないことがあっても、最初の一歩が踏み出せない」
    「デイケアや仕事などで、決められた時間に到着していないことが多い」
- 部屋を片付けられない。
    例）「部屋がかなり散らかっている」
    「散らかっている部屋をどう片付けてよいのかわからない」
    「部屋を片付けようという気になれない。どうすれば片付ける気構えができるのか」
- お金の管理ができない。
    例）「お金を1か月にどれだけ使っていいのかわからない」
    「一定期間に使っていい金額が決まっていても、計画してお金を使うことができない」
    「手当たり次第に手持ちのお金を使ってしまう」
- 服装等の身だしなみについて。
    例）「毎日同じ服を着てしまい、周囲に指摘されることがある」
    「毎日どのような服を着ればよいのかよくわからない」
    「身体の臭いを指摘されたことがあり、なんとかしたい」
    「お風呂が嫌い。どうしたら好きになれるのか」

【参考文献】

Attwood, T. 辻井正次監修：ワークブック アトウッド博士の〈感情を見つけにいこう〉1 怒りのコントロール．明石書店，2008．

Attwood, T. 辻井正次監修：ワークブック アトウッド博士の〈感情を見つけにいこう〉2 不安のコントロール．明石書店，2008．

中村干城，井出孝樹，田中祐：都立精神保健福祉センターにおける広汎性発達障害者のコミュニケーション・トレーニング・プログラムについて．デイケア実践研究，12（2）；65-72，2008．

Valerie L. Gaus, 伊藤絵美（監訳）：成人アスペルガー症候群の認知行動療法．星和書店，2012．

五十嵐美紀，横井英樹，加藤進昌他：発達障害デイケアにおけるプログラムの開発．財団法人明治安田こころの健康財団研究助成論文集，45；134-141，2009．

五十嵐美紀，横井英樹，加藤進昌他：アスペルガー障害に対するデイケア．精神科，16（1）；20-26，2010．

五十嵐美紀：発達障害者の就労につなげる社会資源．最新医学，68（9月増刊号）；2198-2206，2013．

五十嵐美紀，横井英樹，小峰洋子他：成人期発達障害専門デイケアの取り組み．精神科臨床サービス，14（3）；403-410，2014．

加藤進昌：ササッとわかる「大人のアスペルガー症候群」との接し方．講談社，2009．

加藤進昌：大人のアスペルガー症候群．講談社＋α文庫，東京，2012．

学校法人昭和大学：平成25年度厚生労働省障害者総合福祉推進事業．青年期・成人期発達障害者の医療分野の支援・治療についての現状把握と発達障害を対象としたデイケア（ショートケア）のプログラム開発．http://www.mhlw.go.jp/stf/seisakunitsuite/bunya/0000067344.html

学校法人昭和大学：平成26年度厚生労働省障害者総合福祉推進事業．成人期発達障害者のためのデイケア・プログラムに関する調査について．http://www.mhlw.go.jp/stf/seisakunitsuite/bunya/0000099378.html

横井英樹，五十嵐美紀，加藤進昌：発達障害の心理教育．臨床精神医学，39（6）；809-814，2010．

横井英樹，五十嵐美紀，加藤進昌：成人発達障害デイケアにおける支援の工夫．精神科臨床サービス，11（2）；202-206，2011．

横井英樹，五十嵐美紀，岩波明，加藤進昌：成人ASDのデイケア．精神科，21（6）；692，2012．

横井英樹，五十嵐美紀，加藤進昌：発達障害患者への心理教育．日精協誌，32（6）；41-46，2013．

横井英樹：自閉症スペクトラム障害のデイケア．最新医学，68巻9月増刊号；2215-2224，2013．

横井英樹，五十嵐美紀：デイケアと発達障害の就労支援．精神科，28（2）；127-132，2016．

[監修]

加藤進昌	昭和大学発達障害医療研究所	所長／公益財団法人神経研究所晴和病院　理事長

[プログラム作成・編集]

横井英樹	昭和大学発達障害医療研究所	臨床心理士
五十嵐美紀	昭和大学発達障害医療研究所	精神保健福祉士

[編集]

小峰洋子	昭和大学発達障害医療研究所	臨床心理士
内田侑里香	昭和大学発達障害医療研究所	臨床心理士
月間紗也	昭和大学発達障害医療研究所	臨床心理士

[作成協力]

石川幾子	昭和大学附属烏山病院	看護師
大岡由理子	昭和大学附属烏山病院	看護師
川畑啓	昭和大学附属烏山病院	作業療法士
佐藤さちこ	昭和大学附属烏山病院	看護助手
霜山祥子	昭和大学附属烏山病院	臨床心理士
花田亜沙美	昭和大学附属烏山病院	作業療法士
福島真由	昭和大学附属烏山病院	看護師
宮田賢	昭和大学附属烏山病院	看護師
山田愛子	昭和大学附属烏山病院	看護師

青柳晋、岩崎史義、湯浅昌剛、小泉昌史　プログラム補助

昭和大学附属烏山病院　専門プログラム参加デイケアメンバー

大人の自閉症スペクトラムのためのコミュニケーション・トレーニング・ワークブック

2017年 4 月11日　初版第 1 刷発行
2022年10月22日　初版第 3 刷発行

監　　修　加藤進昌
編　　集　横井英樹, 五十嵐美紀, 小峰洋子, 内田侑里香, 月間紗也
発 行 者　石澤雄司
発 行 所　㈱星和書店
　　　　　〒168-0074　東京都杉並区上高井戸1-2-5
　　　　　電話　03 (3329) 0031 (営業部)／03 (3329) 0033 (編集部)
　　　　　FAX　03 (5374) 7186 (営業部)／03 (5374) 7185 (編集部)
　　　　　http://www.seiwa-pb.co.jp
印刷・製本　中央精版印刷株式会社

Ⓒ 2017　星和書店　　　Printed in Japan　　　ISBN978-4-7911-0952-4

・本書に掲載する著作物の複製権・翻訳権・上映権・譲渡権・公衆送信権（送信可能化権を含む）は
　(株)星和書店が保有します。
・JCOPY 〈(社)出版者著作権管理機構 委託出版物〉
　本書の無断複製は著作権法上での例外を除き禁じられています。複製される場合は，そのつど事前に
　(社)出版者著作権管理機構（電話 03-5244-5088, FAX 03-5244-5089, e-mail：info@jcopy.or.jp）
　の許諾を得てください。

大人の自閉症スペクトラムのためのコミュニケーション・トレーニング・マニュアル

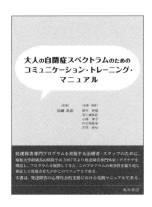

〈監修〉加藤進昌
〈執筆・編集〉横井英樹、五十嵐美紀、小峰洋子、内田侑里香、月間紗也

B5判 212p
定価：本体 2,200円＋税

発達障害は，近年社会的な認識の広まりとともに，大人になって初めて問題が表面化するケースが増加している。昭和大学附属烏山病院では 2008 年より成人期の発達障害専門外来・デイケアを開設，自閉症スペクトラム（ASD）を中心にプログラムを展開して支援を行ってきた。本プログラムは大人の ASD が持つ知的能力を活かし，課題である対人技能，コミュニケーション技能の向上を補う。またピア・サポートを重視し，集団での実施を推奨する。本書はプログラムの有効性を繰り返し検証して完成させた発達障害の心理社会的支援における実践マニュアルである。ワークブックと併せ，多くの医療機関・支援機関の皆様にご活用いただきたい。

発行：星和書店　http://www.seiwa-pb.co.jp

自閉スペクトラム症の理解と支援

本田秀夫 著
四六判　248p（DVD付き）　定価：本体1,800円＋税

発達障害を持つ人との二十余年にわたる臨床経験に基づき、すべてのライフステージをまたいだ自閉スペクトラム症の概観を、豊富な事例を盛り込み解説。支援のヒントが満載。本講義を収録したDVD付き。

おとなの発達症のための医療系支援のヒント

今村明 著
A5判　240p（CD-ROM付き）　定価：本体2,800円＋税

発達症／発達障害の診療を長年続けてきた著者が日々試行錯誤しながら実践してきたことを詳細に記述した「覚え書き」は、診断・支援の貴重なヒントとなる。紹介したツールの一部を収めたCD-ROM付き。

成人アスペルガー症候群の認知行動療法

ヴァレリー・L・ガウス 著
伊藤絵美 監訳
吉村由未，荒井まゆみ 訳
A5判　456p　定価：本体3,800円＋税

アスペルガー症候群が知られる以前に成長し成人となり，アスペルガー症候群やそれによる二次障害で苦しんでいる当事者に，認知行動療法を中心とする援助を提供するための包括的なガイド。

発行：星和書店　http://www.seiwa-pb.co.jp

ADHDタイプの大人のための時間管理ワークブック
なぜか「間に合わない」「時間に遅れる」「約束を忘れる」と悩んでいませんか

中島美鈴,稲田尚子 著

A5判　176p　定価:本体1,800円+税

いつも遅刻、片づけられない、仕事が山積みでパニックになる、と悩んでいませんか。日常によくある困った場面別に学べるので、改善が早い！　ひとりでも、グループセラピーでも使用できるように構成されています。

大人のADHDワークブック

ラッセル・A・バークレー，クリスティン・M・ベントン 著

山藤奈穂子 訳

A5判　352p　定価:本体2,600円+税

集中できない、気が散る、片付けられない、計画を立てられない、時間の管理ができない、などの大人のADHDの症状をコントロールし、人間関係を好転させるためのヒントが満載。ADHDの最新の解説も詳しい。

成人ADHDの認知行動療法
―実行機能障害の治療のために―

メアリー・V・ソラント 著

中島美鈴，佐藤美奈子 訳

B5判　228p　定価:本体2,600円+税

本書は、ADHDを持つ人が日常生活において時間をうまくやりくりし、整理整頓をし、計画を立てるための能力を高めることを目的とした治療プログラムを紹介する。実に理想的なワークブックである。

発行：星和書店　http://www.seiwa-pb.co.jp